ÉTUDES

SUR

L'EMPRISONNEMENT CELLULAIRE

ET

LA FOLIE PÉNITENTIAIRE

Corbeil, typogr. et stér. de Crété.

MAZAS

ÉTUDES

SUR

L'EMPRISONNEMENT CELLULAIRE

ET

LA FOLIE PÉNITENTIAIRE

PAR

Le Docteur Prosper de PIETRA SANTA

Médecin (par quartier) de S. M. l'Empereur,
Médecin en chef des Madelonnettes, chevalier de la Légion d'honneur,
Membre des Sociétés de médecine de Paris, de Florence, etc.

2e ÉDITION

PARIS

LIBRAIRIE DE VICTOR MASSON

PLACE DE L'ÉCOLE-DE-MÉDECINE

M DCCC LVIII

A

S. A. I. LE PRINCE NAPOLÉON.

Monseigneur,

En 1853, Votre Altesse Impériale daignait agréer l'hommage de mes premières études sur le système pénitentiaire.

Encouragé par un aussi bienveillant suffrage, je les ai continuées pendant une nouvelle période de quatre années, et comme je suis arrivé à des résultats confirmatifs des premiers, je viens placer cette deuxième édition sous le haut patronage de Votre Altesse Impériale, en témoignage de l'inaltérable dévouement avec lequel je suis,

de Votre Altesse Impériale,

le très-humble serviteur,

Dr Prosper de PIETRA SANTA.

Paris, Mars 1858.

QUELQUES MOTS D'INTRODUCTION

Lorsqu'en 1853 nous livrions à la publicité le résultat de nos premières études sur le système pénitentiaire, nous étions loin de nous attendre à un accueil aussi bienveillant et aussi sympathique. On nous avait dit que de pareilles révélations étaient dangereuses, inopportunes; on nous avait menacé de la désapprobation de personnes éminentes bien connues pour leur amour du système américain.

Toutefois, fort d'une conviction sincère, nous avons marché hardiment vers le but que nous nous étions proposé, et maintenant, fier de l'assentiment général, nous venons confirmer de la manière la plus péremptoire ce que nous avions d'abord présenté avec une certaine hésitation.

Pas plus aujourd'hui qu'alors, nous n'avons la prétention de résoudre les questions multiples qui se rattachent au meilleur régime pénitentiaire, mais aujourd'hui comme alors, nous constatons que :

La première application du système cellulaire faite en France dans les conditions les plus favorables d'installation, d'organisation, de surveillance administrative, a fourni des résultats déplorables au point de vue du nombre des aliénations mentales, du nombre des suicides.

Nos adversaires persistent à dire : Qu'importe la disparition de quelques misérables, si en définitive la cellule moralise le prisonnier en éloignant les demi-vicieux du contact des pervers? La question ne peut être ainsi posée. Pour nous, la vie d'un homme, quel qu'il soit, est chose sacrée, et lorsque nous nous trouverons en présence d'un système qui conduit *fatalement* à la folie ou à la mort, nous nous croirons en droit de déclarer ce système *mauvais* et de réclamer ou son abandon ou sa modification profonde.

Et pourquoi craindrions-nous d'ajouter que cette seconde solution serait celle de notre choix.

Un sentiment de modestie nous dispensera de rappeler ici les appréciations élogieuses de la Presse. Voulant nous rendre de plus en plus digne du haut patronage de S. A. I. le prince Napoléon, nous avons continué nos études, et, dès que nous avons recueilli les éléments d'une nouvelle période de quelques années, nous sommes venu énoncer leurs résultats devant cette Académie de médecine, qui avait prêté une attention bienveillante et soutenue à notre première communication.

Le 17 avril 1855, M. le Dr Collineau lisait, en son nom et au nom de M. Londe, un rapport sur nos deux Mémoires. Le savant médecin de Saint-Lazare, avec l'autorité que donnent près de cinquante ans de pratique dans les prisons de la Seine, concluait en ces termes :

« Votre commission pense que l'emprisonnement cellulaire, « dont la première idée n'est pas française, dont l'application « généralisée n'est pas dans nos mœurs, disons plus, est an- « tipathique à notre caractère national, est contraire chez nous « aux principes de l'hygiène ;

« Que si, dans des circonstances et dans des cas excep-
« tionnels, ce mode d'emprisonnement peut être adopté, ce « n'est qu'avec des formes, pour des individus et dans des con- « ditions dont votre commission n'a pas à se préoccuper. Tou- « tefois, elle doit dire que la détention particulière lui paraît « convenable dans le cas de prévention ;

« Qu'en thèse générale, l'emprisonnement cellulaire de « Mazas, ou de toute autre prison du même genre, exerce sur « la santé des détenus une influence d'autant plus fâcheuse « que la détention doit être plus prolongée ;

« Que, par l'importance, le choix du sujet et la manière « dont il est traité, M. de Pietra Santa fait preuve d'un esprit « solide et d'un talent distingué qui mérite les encouragements « de l'Académie, etc., etc. »

Après une discussion préliminaire, le docte aréopage déclara ne vouloir se prononcer sur la question qu'avec une extrême réserve, et elle adjoignit à la première commission cinq nouveaux membres : MM. Guénau de Mussy, Ségalas, Baillarger, Ferrus et Adelon.

A ce moment, M. le docteur Lélut transmit à M. le Secrétaire perpétuel ses travaux publiés et inédits sur la matière, tout en déclarant qu'il n'avait pas voulu prendre part à la lutte, *parce que la question de l'emprisonnement cellulaire est totalement vidée en faveur de ce système*, *parce que toute discussion sur ce point devient nauséabonde*.

Les honorables membres de la commission n'ayant pu se mettre d'accord, M. le rapporteur s'est retiré, et l'on a adopté le sage parti de ne pas aborder la discussion publique, laissant ainsi le champ de bataille au pouvoir de notre adversaire. M. Lélut s'est acquis une légitime renommée comme médecin aliéniste; il est membre de l'Académie des sciences morales et politiques; il fait partie du Corps législatif; mais tous ces titres à une haute position lui donnent-ils le droit de trancher une question en maître absolu?

Une discussion, pour être fructueuse, réclame avant tout la modération du langage.

Dans le cours de ces études, en citant le nom de M. Lélut, nous avons toujours reconnu l'importance de l'homme, la valeur de ses travaux.

Il était pour nous la personnification éclatante des idées contraires aux nôtres, dès lors nous l'avons combattu avec des faits authentiques, des chiffres incontestables, évitant et les affirmations brusques et les épithètes hasardées.

Déclarer une discussion *nauséabonde*, faire aux allégations, assurément bien désintéressées, de l'honorable médecin de Saint-Lazare l'application d'une réponse que, suivant Pascal, un père capucin adressait à quelques membres d'une société célèbre : *Mentiris impudentissimè*, c'est se placer sur un terrain où l'on ne peut suivre ni le savant aliéniste ni l'illustre académicien.

Quelle a été, dans cette circonstance, l'attitude de la presse scientifique? Tous ont applaudi à nos efforts, tous ont sollicité un débat sérieux sur la question, et si, pour ne pas abuser de la bienveillance du lecteur, nous sommes forcé de passer sous silence les articles de MM. Lefrançois (*Siècle*), Félix Roubaud (*France médicale*), de Castelnau (*Moniteur des hôpitaux*), docteur Brochin (*Lancette française*), nous ne pouvons nous dispenser de lui donner une preuve de notre assertion, en transcrivant les paroles du rédacteur en chef de l'*Union médicale* (19 avril 1855).

« Les conclusions du rapport de M. Collineau, dit M. A. Latour, ont soulevé un petit orage, qui a eu pour résultat le renvoi du rapport à la commission, à laquelle quatre ou cinq membres nouveaux ont été adjoints. L'Académie n'a pas voulu consacrer par un vote, sans nouvel examen, la réprobation très-formelle de l'emprisonnement cellulaire formulée par le savant médecin de Saint-Lazare.

« Il s'agit de savoir si, comme l'assure un médecin de la prison Mazas, le système pénitentiaire suivi dans cette maison a une influence défavorable sur la santé des détenus. M. de Pietra Santa, avec indépendance et courage, contrairement à des enquêtes et à des rapports officiels, M. de Pietra Santa, bien placé pour voir et observer tous les jours et à toute heure, émet une opinion défavorable, et il l'appuie sur des chiffres. M. de Pietra a-t-il bien ou mal vu? Ses résultats sont-ils vrais? Ses chiffres sont-ils exacts? Les conséquences qu'il en tire sont-elles légitimes? Il nous semble que là seulement est la question soumise à l'Académie, et que c'est uniquement de cela que la commission doit s'enquérir. La science médicale ne peut avoir la prétention de faire des lois ou même des systèmes de détention pénitentiaire; son rôle, et il est assez beau, est de fournir des éléments au législateur. C'est ce dernier qui a à examiner quels sont les droits et les devoirs de la société, pour se prémunir contre les inconvénients de tel ou tel système ; c'est lui seul, mais jamais le médecin, qui peut s'élever à ces hauteurs de philosophie sociale, d'où on n'aperçoit plus quelques souffrances individuelles, obscurcies qu'elles peuvent être par le bien général. Le médecin doit rester l'avocat des misères du corps ; partout où il les rencontre, il les signale, il cherche à les soulager ou à les prévenir.

« C'est à ce rôle, sans doute, que s'est borné M. de Pietra Santa, et c'est de cela que nous le félicitons, sans autre réserve que celle qui pourra résulter de la vérification de ses observations. Il serait même bon et utile que cet exemple fût encouragé par l'Académie. La science médicale a aussi des devoirs, que l'administration reconnaîtrait d'autant mieux, que l'excitation à les remplir partirait d'un corps aussi autorisé que l'Académie. Nos honorables confrères attachés au service pénible des prisons ne se croient pas toujours libres de faire connaître, en dehors du cercle administratif, le résultat de leurs observations. L'exemple de M. de Pietra Santa peut les encourager; et, à ce point de vue, il y aurait peut-être quelques considérations à faire valoir, que nous osons indiquer à l'attention de l'Académie.

« Quant au fond de la question, il nous semble juste de faire observer que M. de Pietra Santa n'a eu en vue, dans son travail, que la prison Mazas, et qu'il n'est peut-être pas légitime de lui opposer le beau travail de M. Lélut; travail d'ensemble, fait d'après les résultats observés par lui dans toutes les maisons de détention cellulaire, à l'exception de la prison Mazas, qui ne recevait pas encore de détenus.

« Il est néanmoins certain qu'on ne peut s'empêcher de tenir grand compte du mémoire de M. Lélut, dont les résultats généraux sont en opposition formelle avec ceux annoncés par M. de Pietra Santa. Moins de malades, moins de morts, moins d'aliénés, moins de suicides dans les prisons cellulaires que dans les prisons en commun : tels sont les faits qui ressortent de l'enquête rigoureuse à laquelle M. Lélut s'est livré pendant plusieurs années consécutives, et qui avaient décidé le savant rapporteur de la chambre des pairs, M. Bérenger, à adopter le projet du gouvernement sur la généralisation du système cellulaire dans toutes les prisons de la France. Il n'est pas douteux que, sans la révolution de Février, qui survint au moment où cette loi allait être discutée, le projet n'eût été adopté.

« Cette question se présentera tôt ou tard, et voilà pourquoi il est bon qu'elle soit reprise par l'Académie, au moins et seulement au point de vue hygiénique. La commission nommée nous donnera certainement un bon travail sur la matière, et M. de Pietra Santa aura eu l'honneur de le provoquer. »

Les prévisions de nos honorables confrères ne se sont malheureusement pas réalisées, et, après avoir attendu trois ans le rapport de la commission, nous interjetons appel par-devant le public d'un jugement non rendu.

Nous faisons suivre nos études sur Mazas de quelques pages écrites sur la folie des prisons, en réponse à un mémoire de M. le docteur Sauze, de Marseille, ayant pour titre : *Recherches sur la folie pénitentiaire.*

On a fait un certain bruit autour de ce travail, et dans le sein de la Société médico-psychologique, quelques esprits inquiets, complétement étrangers à de semblables études, ont cherché dans les conclusions de M. Sauze l'infirmation positive de nos idées. L'examen critique et approfondi des observations présentées par notre honorable et savant collègue vient, au contraire, confirmer notre manière de voir. Nous avons discuté ses opinions, comme nous voudrions que l'on discutât les nôtres, calmement et sans passion, ainsi qu'il convient à des hommes qui n'ont à retirer, de l'application ou du rejet du système, ni avantages matériels, ni honneurs, ni récompenses !

Mars 1858.

MAZAS

OU

ÉTUDES SUR L'EMPRISONNEMENT CELLULAIRE

CHAPITRE PREMIER

CONSIDÉRATIONS GÉNÉRALES.

Une circulaire de M. le comte de Persigny, ministre de l'intérieur, aux préfets, en date du 17 août 1853, porte :

« Les conditions dispendieuses qu'entraîne l'application du « système cellulaire, l'impossibilité absolue pour le plus grand « nombre des départements d'y pourvoir avec leurs seules « ressources, ont fait ajourner des améliorations indispen- « sables.

« Aujourd'hui, le gouvernement renonce à l'application de « ce régime d'emprisonnement, pour s'en tenir à celui de la « séparation par quartiers. »

Nous ne saurions trop applaudir à une mesure qui, prise sans bruit, sans commentaires officiels, réalise une réforme impérieusement réclamée par les lois de l'humanité ! L'initiative a dû venir de bien haut pour triompher de l'engouement d'hommes qui avaient fondé sur ce système toute une réputation de philanthropie.

C'est une nouvelle manifestation de cette volonté énergique qui toujours attaque le mal dans sa racine, et passe la tête haute, sans se préoccuper des petites clabauderies de la coulisse, des mesquines exigences de la routine !

Peu de questions ont ému aussi profondément l'opinion publique que celle du système pénitentiaire. Pendant plusieurs années, les académies, les sociétés savantes, les congrès, les associations philanthropiques, la presse quotidienne et périodique, la tribune législative, ont retenti des discussions les plus animées et les plus brillantes. Prestige du talent, position éminente des athlètes, autorité des conseillers, passion excitée par la chaleur des discussions, dialectique serrée, statistique, rien n'a manqué de ce qui peut élever un débat à la hauteur d'une mesure sociale éminemment humanitaire.

En Angleterre comme en Amérique, en France aussi bien qu'en Allemagne, les écrivains les plus éminents, les publicistes les plus distingués, les économistes les plus érudits ont tour à tour traité ces questions au point de vue du droit, de la législation, de la morale, des essais entrepris, des résultats partiels obtenus, et la réunion des ouvrages auxquels ils ont donné naissance formerait à elle seule une riche et intéressante bibliothèque !

Pourtant, quel est le sort réservé à ces pages émouvantes et pittoresques de nos voyageurs américains, qui avaient salué avec tant d'enthousiasme la terre promise de la répression des délits?

Au milieu des tourmentes révolutionnaires, l'opinion publique s'empare souvent d'une idée, la représente par un mot sonore, et fait converger sur elle toute son activité. En 1847, nous avons entendu sur tous les tons le cri de réforme électorale; après 1830, on proclamait de toutes parts la nécessité de la réforme pénitentiaire.

En cherchant la définition précise de ce mot *système pénitentiaire*, on le trouve livré à tous les caprices des interprétations individuelles, à toutes les illusions des imaginations philanthropiques; mais, à cette époque, ce mot avait pour lui l'appui de la nouveauté, et, il faut le dire, celui des meneurs qui devaient s'en servir comme de marchepied pour arriver aux honneurs, aux dignités. C'est la loi de ce monde : l'homme s'agite et Dieu le mène ; malheureusement, d'ordinaire le Dieu des hommes, c'est ce quelque chose de bizarre et de capricieux qui s'appelle la Mode.

Le cri de réforme pénitentiaire avait retenti dans l'horizon politique, et l'Amérique, cette patrie des excentricités, appliquant depuis 1821 le nouveau système, c'était vers elle qu'étaient tournés les regards de nos novateurs, peu soucieux de savoir que, près de nous, il existait à Gand une maison qui l'avait inauguré dès 1794 ; que, non loin de nos rivages méridionaux, l'abbé Filippo Franci avait, en 1677, fondé à Florence une prison correctionnelle sur le principe de la réclusion individuelle.

Le système américain, simple perfectionnement de celui d'Europe, présente au philosophe un caractère uniforme, un but unique : empêcher la corruption mutuelle des détenus; prévenir les récidives par voie d'intimidation; en d'autres termes, produire l'amélioration, s'opposer au mélange des moralités. On marche à ce but par divers moyens de discipline.

Le premier essai fait à Auburn, en 1821, est un *solitary confinement*, emprisonnement solitaire de jour et de nuit, isolement absolu sans travail.

Les résultats devaient être nécessairement déplorables; on l'abandonne, et bientôt, à Auburn même, on adopte le système qui a conservé son nom : emprisonnement solitaire la nuit, travail en commun le jour, sous la séparation morale du silence : New-York, Sing-Sing se rangent sous cette bannière.

La Pensylvanie, au contraire, modifie tout uniment le premier essai d'Auburn, et à Cherry-hill, Pittsburg, l'emprisonnement solitaire de jour et de nuit forme le principe qu'améliorent l'adjonction des rapports quotidiens du détenu avec ses supérieurs, et la nécessité du travail.

En présence de ces différences, la France adoptait le système dit français : « Notre pensée, s'écriait, en 1843, l'organe « du gouvernement, M. Duchâtel, ministre de l'intérieur, n'est « pas de soumettre les détenus à une séparation complète, à « une solitude absolue; nous voulons séparer les condamnés « de la société de leurs pareils, les tenir éloignés des mauvais « exemples et des mauvaises relations; mais nous voulons en « même temps multiplier autour d'eux les relations morales « et honnêtes! »

C'était une magnifique déclaration de principes; mais, en venant à l'application, on ne trouvait qu'une légère différence entre ce système français et celui de Pensylvanie, qui, comme nous l'avons vu, n'était qu'une modification du *confinement solitary* d'Auburn, abandonné comme nuisible.

Nous dirons tantôt quelques mots sur l'insuffisance du travail et des visites; pour le moment, nous constatons qu'après avoir protesté contre la séquestration complète et la solitude absolue, le gouvernement n'avait pas les moyens de combattre victorieusement les objections de quelques esprits dits alors timorés; hommes calmes qui, forts d'une position acquise, étudiaient froidement la possibilité de façonner nos mœurs à cette civilisation nouvelle, *rari nantes in gurgite vasto* : n'ayant pour eux que la force d'une conscience honnête et l'énergie d'une conviction désintéressée, ils soutenaient que l'isolement est une peine plus dangereuse, plus forte que les galères; appliqué à la prévention, il constitue une aggravation de la peine, un oubli patent des notions les plus vulgaires de dignité et de justice; il n'admet aucun degré dans le mal, aucune variété dans l'intelligence; il soumet au même niveau l'homme profondément pervers et celui dont la corruption est indécise. Le bon sens, l'équité, la morale publique s'opposent à ce que les prévenus soient cloîtrés, murés dans une étroite enceinte.

Les réformateurs ayant pour eux le pouvoir, le talent, la nécessité de modifier des abus réels, devaient triompher. De la théorie l'on aborde la pratique : des maisons cellulaires sont construites en province, des maisons cellulaires s'élèvent à Paris, et bientôt, à l'extrémité de la capitale, non loin de l'ancienne Bastille, surgit Mazas.

Étranges péripéties des révolutions ! la prise de l'une, avant-coureur de la ruine de la royauté, ouvrait l'ère de sanglantes bacchanales; l'autre s'achevait paisiblement pendant qu'un trône était brûlé à quelques pas de distance.

Devons-nous invoquer le hasard ou la logique des événements? Le premier édifice était le symbole de l'égalité devant le despotisme; le second, celui de l'égalité devant la loi. Renverser la forteresse, c'était obéir à ses instincts d'homme libre; respecter la prison, c'était rehausser sa dignité de citoyen.

En mai 1850, la vieille Force était livrée au marteau des

démolisseurs, et la nouvelle Force recevait dans ses onze cents cellules ses premiers habitants.

Le système français y est adopté dans toutes ses conséquences : isolement absolu de jour et de nuit ; travail ; lecture ; promenade ; visites des employés de la maison.

Médecin-adjoint de l'établissement, nous y sommes entré imbu des principes et des théories des novateurs. Grâce à la bienveillance et aux conseils du médecin en chef, le docteur Jacquemin, praticien aussi savant que modeste, nous avons été à même de tout voir ; et de prime abord, à part ce sentiment de tristesse qui s'empare de l'âme à la vue de portes qui s'ouvrent et se referment avec fracas, nous avons éprouvé une véritable satisfaction.

Malheureusement, à mesure que nos visites se succédaient, en poursuivant une patiente et minutieuse enquête sur les détails, en multipliant nos contacts avec les hommes, en étudiant leur manière d'être, leurs besoins, nos idées se sont insensiblement modifiées.

Nous nous sommes bien gardé cependant d'exprimer hautement notre pensée ; nous avons mis de côté manuscrits, notes, documents, et nous ne les avons repris qu'après avoir passé plusieurs mois dans une prison en commun où, par la comparaison, nous avons pu mieux apprécier les avantages et les inconvénients des deux systèmes.

C'est donc avec connaissance de cause que nous relatons *quod vidimus*.

Si nous n'avons pas la prétention d'avoir fait un acte de courage, nous avons la conviction d'avoir accompli un devoir de bon citoyen, en signalant à l'autorité supérieure le mal, simplement, sans passion, sans noms propres, avec des faits et des chiffres !

CHAPITRE II

DESCRIPTION DE LA PRISON.

Personne n'ignore que la prison de Mazas a été construite à grands frais sur les plans les mieux coordonnés; les systèmes de ventilation et d'aération ont mérité les rapports favorables de deux commissions composées de physiciens illustres, de savants académiciens (1); les idées les plus intelligentes ont présidé à l'établissement de l'ordre intérieur : la surveillance de l'autorité a été exercée à chaque instant par des commissaires et des inspecteurs spéciaux; le direction générale a été confiée aux auteurs et propagateurs du système; la population s'est trouvée formée en grande partie par des prévenus, c'est-à-dire des hommes présumés innocents; des politiques, c'est-à-dire des personnes plus égarées que coupables : il était donc impossible de réunir un nombre plus considérable de conditions heureuses et favorables.

En pénétrant à l'intérieur, on constate la promptitude avec laquelle se transmettent et s'exécutent les volontés du chef; la facilité de la surveillance, la simplicité des rapports des gardiens et des détenus; l'impossibilité pour lui d'apercevoir un seul de ses voisins, le mécanisme ingénieux de la distribution des vivres; l'excessive propreté qui règne à tous les

(1) MM. Arago, Gay-Lussac, Pouillet, Boussingault, Dumas, Andral, Péclet, Leblanc.

étages ; l'air frais et renouvelé que l'on respire dans toutes les galeries.

Cependant, malgré la magnifique déclaration de principes du ministre de l'intérieur, malgré les conditions prospères énumérées plus haut, nous avons dû reconnaître que la pratique n'avait pas entièrement répondu à la théorie.

D'abord, l'administration s'est trouvée en présence d'une difficulté énorme, radicale ; celle d'une population aussi nombreuse : diriger 1,100 prisonniers réunis sur un seul point, soumis au même régime, marchant sous la même discipline, sans quelquefois s'être jamais pliés à une volonté autre que leur libre arbitre, c'est trop pour les forces d'un homme, surtout si, chef suprême, il doit être responsable des moindres détails. Il nous semble que la population d'une prison ne devrait pas être supérieure à 500.

Énumérons actuellement les objections que l'on peut adresser au système français.

La lecture n'est une ressource que pour un nombre très-limité de prisonniers ; la bibliothèque est peu considérable, et il est difficile d'avoir toujours des ouvrages à la portée des diverses intelligences.

L'introduction d'instituteurs chargés, comme dans les maisons centrales, d'éduquer la masse, n'est pas compatible avec une pareille population, et entraînerait une dépense trop considérable.

La promenade de trois quarts d'heure par jour est insuffisante au point de vue hygiénique, et la disposition matérielle des lieux ne permet pas de l'augmenter.

Les corps de bâtiments qui rayonnent autour de la rotonde laissent nécessairement dans leurs intervalles cinq cours, au milieu desquelles sont construits cinq promenoirs qui reçoivent toutes les heures 120 personnes : lorsque les 1,100 cellules sont occupées, même en affectant à la promenade neuf heures par jour, il revient à chacun pour sa part trois quarts d'heure environ. Dans la division de l'infirmerie, s'il y a des malades qui ne profitent pas de ce privilége, il est des convalescents qui réclament un plus long séjour à l'air libre.

Le travail n'est pas général : 300 à peine sur 1,000 ont de l'ouvrage.

Notre confrère, le docteur Guérard, organe d'une première commission instituée à Mazas (1), avait reconnu (20 juillet 1850) qu'un système d'apprentissage ne peut y être établi, et qu'il serait injuste d'imposer à l'entrepreneur de pourvoir aux frais de cet apprentissage, aux pertes et déchets qu'il entraîne, alors qu'il ne peut pas profiter des travaux ultérieurs des détenus qu'il aura formés à telle ou telle industrie. En outre, les exigences de la discipline, l'étroitesse de la cellule pour l'installation des métiers et instruments encombrants, la nécessité d'éloigner les professions dites insalubres ou bruyantes, rendent de plus en plus difficile la généralisation du travail utile, car on ne peut pas décorer de ce nom l'occupation du plus grand nombre, chargé, pendant trois ou quatre mois de

(1) MM. Thierry, Bégin, Boutron, Guérard, Paillard de Villeneuve, Perrée (*du Siècle*), Bruzard, Bésuchet de Saunois.

l'année, de trier des légumes (haricots, riz, lentilles) (1).

Cependant, si le travail est la conséquence forcée du système de l'isolement, s'il est le correctif obligé du mode de détention, il est malheureux qu'un petit nombre seul jouisse de ce privilége. Les autres se trouvent pendant les longues heures de la captivité toujours en face d'eux-mêmes. La plupart des natures ordinaires ne sont pas habituées à réfléchir : distraites par les travaux manuels du jour, quand le moment du repos arrive, elles cèdent à la fatigue du corps sans avoir ni le temps ni le besoin de penser; mais, quand tout à coup la porte de la cellule se referme sur elles, il s'opère un changement subit dans leurs facultés intellectuelles, et si elles n'ont pas la force de réagir contre cet ébranlement, contre cette émotion première, leur altération est imminente.

Les visites ont une efficacité minime.

Les personnes pouvant exercer une action favorable sur la moralité des détenus sont au nombre de 5 : le directeur, les trois aumôniers, le médecin.

La population de Mazas étant en moyenne de 7,000 par année, de 1,000 par jour, pour que le directeur pût seulement consacrer à chaque prisonnier 5 minutes par mois, il devrait affecter à ces visites par jour 2 heures 50 minutes de son temps, en dehors de ses attributions multiples de surveillance générale, d'administration, de comptabilité.

Les aumôniers, en employant 6 heures par jour à la visite,

(1) Les principales industries exploitées par l'entrepreneur des travaux sont celles du tailleur, du cordonnier, du chaînetier, du chaussonnier en lisière.

ne consacreraient en réalité au prisonnier que 40 minutes par mois.

Le médecin, en passant dans la prison 2 heures, pour la visite à l'infirmerie et les consultations en cellules, donnerait à peine 2 minutes par mois à chacun.

L'effet moralisateur que l'on obtient par les visites se traduit donc, dans les meilleures conditions, par la possibilité de converser 47 minutes par mois avec chaque détenu.

De tels chiffres sont plus éloquents que de longues périodes !

Plusieurs essais ont été entrepris pour multiplier les visites ; mais, outre que l'introduction des visiteurs n'est pas toujours compatible avec l'ordre intérieur de la maison, vu la quantité des prisonniers, il n'est pas aisé de trouver des personnes qui, dans un centre de mouvement comme Paris, puissent consacrer à cette œuvre plusieurs heures de la journée.

L'exercice réel, véritable, sérieux, influent du culte, c'est-à-dire la religion agissant sur l'âme par l'intermédiaire des sens, est impossible à Mazas. De la chapelle, située au milieu de la rotonde, on aperçoit facilement les extrémités des trois étages des cinq galeries ; mais de ces endroits, les portes étant entre-bâillées de 5 à 6 centimètres, on ne voit pas l'autel, on n'entend pas la parole du prêtre. Ne voyant rien, n'entendant rien, le prisonnier s'occupe de toute autre chose ; il ne suit même pas, par la pensée, le ministre de la religion, et cependant cette influence serait d'autant plus salutaire que ces hommes sont le plus souvent sceptiques et affichent l'indifférence du dogme et du culte.

Aussi nous pensons, avec M. Léon Vidal, qu'il importe, qu'il est indispensable « de donner, dans un intérêt social, le frein de la religion pratique au prisonnier, » et que, dans tous les systèmes, il faut « une chaire d'où puisse descendre la parole de l'Évangile, terrible pour les méchants, bienfaisante pour ceux qui se repentent et veulent redevenir bons. »

Le système de ventilation (1) et d'aération, si simple, si efficace en théorie, laisse beaucoup à désirer dans l'application; cela tient à l'impossibilité de pouvoir maîtriser les variations atmosphériques : nos instruments météorologiques les plus exacts se trouvent toujours en défaut, et plus d'un phénomène attend encore une explication plausible.

Nous ne ferons pas l'historique du système d'aération actuellement en vigueur, et nous ne relèverons pas les inconséquences et les incertitudes qui l'ont accompagné à sa naissance.

Les prises d'air construites à grands frais, dans l'épaisseur des murs et communiquant à l'extérieur, sont aujourd'hui abandonnées comme inutiles, et donnent asile aux oiseaux du ciel, aux petits animaux moins gracieux de la terre.

Les fenêtres, que l'on avait déclaré, tout d'abord, devoir être nécessairement scellées aux parois de la cellule, peuvent aujourd'hui s'ouvrir de quelques centimètres, assez pour permettre le passage de l'air, pas assez pour contempler cette voûte céleste vers laquelle, dans les moments d'isolement, s'élèveraient les regards et la pensée du détenu (2)!

(1) Imaginé et exécuté par M. Grouvelle, ingénieur civil.

(2) L'occlusion des fenêtres est nécessaire à la régularité de la ventila-

En abordant la question du renouvellement de l'air, nous demandons à ceux qui voudront bien nous lire de suivre un peu plus attentivement notre description, et de nous pardonner quelques répétitions inévitables.

Représentons-nous le plan de Mazas comme un éventail formé par une rotonde centrale d'où s'élancent six rayons. Chacun d'eux contient, à droite et à gauche, trois rangs de cellules (rez-de-chaussée, 1er et 2e étages). L'espace intermédiaire constitue une immense galerie où l'air circule aisément.

Au-dessous du sol, et parallèlement aux galeries dans toute leur longueur, existent des caves hermétiquement fermées où viennent, dans des récipients particuliers (tonneaux), se terminer les tuyaux des siéges d'aisance des cellules supérieures.

Ces caves longitudinales communiquent à une cave circulaire au milieu de laquelle est construit un foyer central; alimenté par du charbon de terre, il se termine par une cheminée qui s'élève au-dessus de tous les bâtiments de la prison.

Le feu est allumé, la colonne d'air chaud qui monte dans la cheminée centrale fait appel à l'air de la cave circulaire; à mesure que celui-ci s'écoule vers la cheminée, il est remplacé par l'air des caves longitudinales, qui, lui-même, ne peut se raréfier sans que l'air des cellules, passant par les tuyaux des siéges d'aisance, ne vienne aussitôt pour rétablir l'équilibre de la pression ; mais en même temps, et par le même mécanisme,

tion. (Guérard, rapport du 20 juillet 1850.) Après un an d'essais, la Commission a été unanime pour réclamer en faveur des détenus la faculté de tenir à volonté leur fenêtre ouverte ou fermée. (Guérard, rapport du 21 mai 1852.)

comme les cellules ont des prises d'air dans les galeries, l'air neuf de celles-ci afflue dans les premières.

Ainsi, l'air arrive du dehors dans la galerie; de la galerie passe à la cellule; de celle-ci se rend, par les siéges d'aisance, dans les caves longitudinales; de là il s'engage dans la cave circulaire, puis dans la cheminée d'appel.

Au premier abord, rien de plus aisé que ce mécanisme : une série de difficultés surgissent dans l'application.

1° Quoique les prises d'air de la cellule se fassent à l'intérieur des galeries, la circulation de l'air n'est jamais complétement à l'abri de l'influence perturbatrice du soleil et du vent.

Nous le demandons hardiment au premier maître maçon venu : pour les cellules placées à l'extrémité des rayons, quelle différence y aurait-il si la prise d'air se fait à l'intérieur de la galerie, non loin d'une immense fenêtre ouverte, ou si elle se fait sur la paroi extérieure de la cellule.

2° Les fenêtres doivent être fermées; quand on les ouvre, il faut soustraire au système général de la ventilation de l'établissement les cellules dont les fenêtres seraient ouvertes, et pendant toute la durée de cette ouverture. Ce résultat s'obtient en fermant le siége d'aisance par un tampon disposé à cet effet; seulement, on n'obtient pas toujours des détenus l'accomplissement de ces précautions. Cent fois, en entrant chez eux, nous avons trouvé la fenêtre ouverte et le siége sans tampon. De là défaut d'équilibre dans la pression atmosphérique.

3° Il est nécessaire que les caves inférieures soient hermétiquement fermées; mais comme il y a journellement un service de vidanges à effectuer, il s'introduit toujours une quantité d'air susceptible de troubler l'équilibre.

4° Il est indispensable que la cheminée centrale soit entretenue constamment avec le plus grand soin : quand le foyer n'est pas assez actif, la circulation de la galerie à la cave se fait difficilement dans les cellules des troisièmes étages situés aux extrémités des rayons. Pense-t-on qu'il soit aisé d'obtenir cette exactitude?

5° Pour que la communication des galeries et des cellules fût plus facile, il faudrait multiplier les prises d'air. Elles nous paraissent insuffisantes dans l'état actuel ; de plus, elles sont souvent obstruées aux premier et deuxième étages par des toiles d'araignées et des plâtras; au rez-de-chaussée, par la poussière et les résidus du balayage qui y tombent durant cette opération.

L'ensemble de ces précautions nous paraît assez difficile à obtenir; ce que nous avançons, c'est que dans les cellules de l'infirmerie, situées au rez-de-chaussée, par conséquent dans les meilleures conditions relativement à la cheminée d'appel, quand elles étaient occupées par des phthisiques, des scrofuleux, des gens affectés de carie, nous trouvions en y entrant une odeur insupportable, un air vicié, que nous ne corrigions qu'à grand'peine par des fumigations de chlore et l'ouverture, pendant quelques heures de la nuit, des vasistas placés sur les portes (1).

Ce que nous affirmons, c'est qu'en demeurant quelques instants dans d'autres cellules, nous étions frappés de la chaleur de l'air que l'on y respirait, et souvent péniblement impression-

(1) Le volume d'air fourni à chaque détenu s'élèverait en moyenne à 18 ou 20 mètres cubes d'air par heure.

M. Péclet admet que la moyenne pour un homme doit être de 6 mètres cubes, M. Dumas de 8 à 10. M. Pouillet de 20.

nés par l'odeur infecte qui remontait des tuyaux d'aisance.

Ceci constitue l'exception, nous voulons bien l'admettre, mais l'exception nous donnera le droit de dire qu'il faut toujours compter avec l'air atmosphérique et les nombreuses variations auxquelles il est sujet ; qu'il faut redoubler de zèle et de vigilance pour atténuer quelques-uns des inconvénients que nous venons de signaler.

Le système de chauffage est assez bien entendu, et l'on peut obtenir, avec des soins, une température moyenne de 13 degrés centigrades dans les galeries au mois de janvier. Des générateurs sont situés dans les caves ; ils sont en rapport avec des serpentins d'où partent des tuyaux d'eau chaude, qui, après s'être distribués à droite et à gauche à chaque étage, redescendent au serpentin point de départ.

L'éclairage se fait dans tout l'établissement par le gaz.

Un gazogène, situé à l'une des extrémités de l'édifice, distribue des conduits principaux dans les caves longitudinales ; de là s'élèvent des conduits secondaires qui se distribuent aux galeries et aux cellules.

Le système des vidanges s'effectue, dans les caves longitudinales, par le chemin de ronde, d'une manière ingénieuse et surtout inodore.

L'établissement des égouts et leur distribution ne laissent rien à désirer.

L'eau, qui arrive à Mazas par deux sources principales,

est portée par des pompes à tous les étages, et en abondance.

La facilité d'avoir beaucoup d'eau, la possibilité de la chauffer aisément, permet aux médecins d'ordonner très-fréquemment des bains aux détenus (moyen hygiénique très-efficace).

CHAPITRE III

MALADIES. — MORTALITÉ.

Examinons les résultats de l'emprisonnement cellulaire de Mazas sur la santé du prisonnier en général. Nous prendrons constamment pour point de comparaison ce qui a été observé à la vieille Force et aux Madelonnettes; nous avons là, dans des prisons en commun, les mêmes éléments quant à la nature des délits et des délinquants.

A Mazas, de 1852 à 1854, il y a eu une proportion de malades représentée par le chiffre.............................. 11,71 p. 100 détenus.
Aux Madelonnettes (1852-54)................ 18,65 p. 100
A la vieille Force (période de dix années)...... 24 » p. 100

Ceci nous apprend qu'à Mazas il y a eu moitié moins de malades qu'à la Force, mais qu'aux Madelonnettes on y a constaté une différence en moins de 6 p. 100 sur la Force, différence qui peut représenter les améliorations successives apportées dans le régime des prisons.

Mieux vaut donc établir le rapport entre deux prisons actuelles de Paris (Mazas et Madelonnettes), emprisonnement cellulaire et détention collective; une période de 4 années (1850 à 1854) donne :

Mazas..................	11,35 p. 100,	ou 2,27
Madelonnettes...........	18,65 p. 100,	ou 3,73

Pour la mortalité, elle avait été à la Force, en dix ans, de :

Force..............	0,67 p. 100, ou 2,81 p. 100 des malades.
Mazas (1850-1854)....	0,22 p. 100, ou 1,94.
Madelonnettes.......	1,08 p. 100, ou 5,71.

La différence est notable ; mais que d'observations restrictives en étudiant le mode de recrutement des prisonniers, les circonstances secondaires!

On envoie à Mazas des hommes forts, robustes, prévenus de délits et de crimes contre les personnes, de délits politiques.

Aux Madelonnettes, on écroue particulièrement des condamnés, des mendiants ramassés aux coins des bornes, des vagabonds qui ont déjà végété dans la misère et frappé vainement à la porte des hospices ; nous avons donc là des conditions diverses, au point de vue de la résistance organique de chacune de ces deux catégories, conditions qui doivent nécessairement se traduire par une augmentation de malades et de morts dans la deuxième.

A Mazas, à la moindre indisposition, le détenu, recherchant la société, fait prévenir le médecin qui combat le mal à sa naissance.

Aux Madelonnettes, le prisonnier, redoutant l'infirmerie et sa diète, n'y monte qu'à la dernière extrémité.

Maintenant, par convenances judiciaires ou administratives, souvent par hasard, on transfère aux Madelonnettes, soit du dépôt de la Préfecture de police, soit de Mazas, les individus les plus gravement malades.

De mai 1852 à mai 1854, sur 4,518 prisonniers nous avons reçu 925 malades, qui ont fourni 67 décès, soit 7,24 p. 100. Nous avons constaté avec le plus grand soin l'état des entrants, et, sur ces 67 morts, 10 sont arrivés de Mazas et 3 du Dépôt, dans un état alarmant signalé à l'administration.

Sans rechercher les motifs de pareils transférements, nous prenons les faits tels quels, et nous disons que, raisonnablement, la mortalité des Madelonnettes devrait être réduite à 54, et celle de Mazas portée à 32, en laissant de côté, pour le moment, les 14 suicides.

Les proportionssus énoncées seraient donc modifiées de la sorte (période 1852-54) :

Mazas..........	32	sur	1,490 malades,	soit	2,16 p. 100.
Madelonnettes. .	54	—	925 —	—	5,83 p. 100.

En rapprochant de ce qui a été signalé plus haut du personnel de la maison, la nature des affections auxquelles ils ont succombé, l'on verra comment peuvent être modifiés ces premiers chiffres. Ainsi, sur ces 67 décès, on a noté :

24 affections graves de la poitrine (chroniques, héréditaires) ;
7 — — (aiguës) ;
5 fièvres typhoïdes ;
2 choléra-morbus ;
4 lésions organiques du cœur ;
8 congestions cérébrales ;
17 affections diverses (diabète, variole, etc.).

Dans ces calculs, il faut, autant que possible, prendre un laps de temps assez long pour tenir compte des épidémies, des accidents. Ainsi, aux Madelonnettes, pendant que la moyenne de la mortalité est de 5,71 en prenant quatre années, elle s'élève à 7,24 si on la cherche dans la période 1852-1854.

Ces observations tendent à prouver que, si l'on peut dire, en général, que le nombre des malades et des décès a été plus considérable dans les prisons en commun qu'à Mazas, la différence est moins sensible lorsque l'on examine les circonstances accessoires.

Quant à la nature des maladies dans les prisons soumises aux deux systèmes, à leurs caractères, à leur proportion respective, nous avouons n'avoir pas pu déterminer de différence bien sensible; seulement, nous pouvons affirmer actuellement que les engorgements glandulaires et scrofuleux se développent, à Mazas, plus promptement chez les individus qui n'en avaient jamais été atteints, et qu'ils prennent un volume plus considérable chez ceux qui en possédaient les premiers germes.

CHAPITRE IV

FOLIE.

Au dire de la commission instituée par le préfet de police pour étudier le système cellulaire (1), les aliénations mentales ont été, à Mazas, dans une proportion inférieure aux états relevés dans les prisons en commun : « 9 cas seulement sur « une population de 12,542, en ne faisant pas figurer dans « ce chiffre les individus chez lesquels des symptômes d'alié- « nation mentale existaient avant leur entrée dans la maison. « Ainsi, les cas d'aliénation mentale diminueraient pendant « que les suicides augmentent. Ordinairement, au contraire, « ajoute le rapporteur, ces chiffres marchent dans la même « proportion. »

Cette dernière proposition est la seule vraie, et si, au lieu de se préoccuper du degré d'intelligence que les détenus avaient à leur entrée, constatation toujours difficile, on avait étudié le nombre des aliénés reçus dans la maison, on serait arrivé à d'autres résultats.

En traitant la question de la folie, M. Lélut commence par établir :

(1) MM. Thierry, Guérard, Paillard de Villeneuve, Bésuchet, Bruzard, Bégin, Lélut Jacquemin.

1° Que, dans la société libre et honnête, il y a 2 aliénés sur 1,000 individus ;

2° Que, dans toute vie prisonnière, pour des raisons tirées de la nature même de cette vie et qu'il est bien facile de deviner, le chiffre des aliénés est beaucoup plus considérable.

Il s'élève de 3 à 4, 5, 6 et même 15 pour les prisons de l'ancien régime (Loos, Ensisheim, Haguenau). Il n'est que de 2, 3, 5 au plus pour celles du nouveau.

« Ces chiffres prouvent donc de la manière la plus positive que l'emprisonnement individuel est beaucoup moins meurtrier pour le corps et pour l'âme que l'emprisonnement collectif. Cela doit être, ajoute le savant académicien, car toutes les conditions de l'incarcération individuelle sont égales ou supérieures à celles du vieil emprisonnement : égales, l'alimentation, le vêtement, le travail, l'exercice en plein air; supérieures, l'habitation d'une cellule spacieuse et bien aérée, la liberté de prendre du mouvement dans l'intervalle des travaux, l'absence des excitations au vice, à la maladie. »

Nous sommes ici en pleine dissidence et sur les chiffres, et sur les faits, et sur les déductions.

Il y a plusieurs manières de recueillir une statistique d'aliénés; d'ordinaire on additionne le nombre des fous écroués pendant l'année dans la maison, sans s'inquiéter des antécédents, sans déterminer si la maladie s'est développée avant ou pendant la détention.

Celles des anciennes prisons ont été prises de cette manière, et comme elles servent actuellement encore de point de comparaison, il faut de toute nécessité en tenir compte.

Voici les résultats obtenus par ce mode très-vicieux de détermination :

	Détenus.	Aliénés.
Vieille-Force, 1840-49, sur........	37,397	172, soit 0,47 p. 100.
A Mazas, 1850-52, sur	14,145	35, — 0,31 —
A Mazas, 1852-54, sur.............	12,726	36, — 0,28 —
Aux Madelonnettes, 1850-54 sur...	9,443	27, — 0,28 —
Aux Madelonnettes, 1852-54 sur...	4,518	16, — 0,35 —

Ainsi, de prime abord, en comparant Mazas à la Vieille-Force ou aux Madelonnettes, on arrive à des chiffres très-rapprochés entre eux, et qui tous s'éloignent beaucoup du chiffre 15 signalé par M. Lélut :

0.47; 0.31; 0.28; 0.35 p. 100, ou 4.70; 3.10; 2.80; 2.50 p. 1,000.

Mais demandons quelques renseignements à la pratique de tous les jours, elle nous dira :

1° Qu'à Mazas, quelquefois dès la première manifestation de folie, le détenu a été transféré sans l'intervention du docteur, sans qu'il ait pu connaître le fait, l'enregistrer;

2° Que souvent à l'apparition des premiers prodromes le médecin s'est empressé d'admettre les individus à l'infirmerie dans des cellules doubles, en compagnie d'un détenu signalé par sa bonne conduite. Lorsqu'en multipliant autour d'eux les heures de promenade, les distractions, on obtient une amélioration sensible et prompte, on ne fait pas figurer ces cas sur la liste des aliénés ;

3° Qu'à Mazas, de l'aveu même de M. Lélut, il y a eu, dans deux ans, 9 cas bien constatés d'aliénations nées dans la maison ;

4° Qu'aux Madelonnettes, au contraire, le trouble des fonctions intellectuelles était le plus souvent antérieur à l'arrestation.

Ainsi, sur les 16 cas des années 1852-54 pas un seul ne s'est développé dans la maison : 10 ont été transférés à Bicêtre dans la huitaine ; 2 au bout d'un mois, retenus qu'ils étaient à l'infirmerie par des maladies aiguës ; les 4 autres venaient de Mazas qu'ils avaient quitté sur la demande des médecins, parce qu'après un séjour de quelques semaines, la cellule avait prodigieusement exalté leur intelligence. Par des soins assidus, nous avons été heureux de rendre le calme aux deux premiers ; pour les deux autres, nous avons dû demander leur transfèrement, parce que leurs excentricités étaient incompatibles avec les exigences d'une salle de malades.

Tout ceci prouve combien il faut encore se méfier des chiffres, et à quels résultats erronés l'on arrive en les prenant dans leur brutalité.

Pour nous résumer, nous dirons :

En considérant en masse les chiffres des aliénés dans les prisons cellulaires et les maisons en commun, on trouve que le nombre des aliénations est à peu près le même ; mais en interprétant les chiffres, en les pondérant, on s'assure de la manière la plus formelle :

Qu'à Mazas il y a des cas de folie bien constatés nés dans la maison même ;

Qu'aux Madelonnettes, à quelques rares exceptions près, les fous viennent du dehors ; la maladie ne se développe pas dans la prison.

De la réfutation des chiffres passons à celle des faits.

Toutes les conditions de l'incarcération individuelle sont-elles égales ou supérieures à celles du vieil emprisonnement, comme l'affirme l'honorable M. Lélut ?

Non, sans doute, et pour ne pas fatiguer l'attention du lecteur, nous nous bornerons à rappeler que le travail n'est pas assez généralisé; que l'exercice en plein air est trop limité; qu'une surveillance intelligente peut considérablement restreindre les excitations à la débauche et au vice.

Notre savant confrère pourrait-il citer beaucoup d'observations de folies nées au dépôt des condamnés pendant qu'il avait la direction médicale de cette prison? A-t-il pu suivre la marche de ces désordres intellectuels, indépendants de toute circonstance héréditaire, de toute excitation accidentelle?

En attendant qu'il fasse connaître ses idées sur ce point, nous allons tracer en peu de mots le tableau des symptômes que nous avons vus et étudiés à plusieurs reprises à Mazas.

Le moment où le détenu voit se fermer sur lui la porte de la cellule produit une impression profonde sur l'homme qui a reçu de l'éducation comme sur celui qui a toujours vécu dans l'ignorance, sur le criminel comme sur l'innocent, sur le prévenu comme sur le condamné : cette solitude, l'aspect de ces murs, ce silence absolu l'effrayent et le confondent. S'il a de l'énergie, s'il possède une âme forte et bien trempée, il résiste, et peu de temps après il demande des livres, de l'occupation, du travail. Si c'est un être faible et pusillanime, il se laisse abattre; insensiblement il devient taciturne, triste, morose; bientôt il refuse ses aliments, et s'il ne peut occuper ses mains, il reste de longues heures immobile sur son escabeau, les bras appuyés sur la table, les yeux fixés sur elle. Quelques jours encore, et la promenade ne sera plus un besoin pour lui, et les visites des aumôniers ne le soulageront guère, et les paroles des médecins ne le tireront pas de ses rêveries.

Selon les degrés de son intelligence, selon ses habitudes, sa manière d'être, son organisation morale, la monomanie prendra une forme érotique ou religieuse, gaie ou triste.

Les affections dépressives sont les plus ordinaires ; mais à côté des mélancolies les mieux caractérisées, nous avons vu l'exaltation la plus complète : un ancien militaire, par exemple, s'excitant au combat, à la mêlée, parlant de cliquetis d'armes et de bruits de clairons ; un commis, détenu pour vol d'une cravate, soupirant sans cesse des vers à sa maîtresse ; un choriste de l'Opéra se livrant à la danse la plus échevelée.

Cependant dans les moments de calme, d'intermittence, ces malheureux répondent parfaitement aux demandes qu'on leur adresse ; souvent même il faut un interrogatoire minutieux pour déterminer le point sur lequel leur esprit divague et se perd.

De pareils troubles de l'intelligence sont inhérents au système ; ils prennent naissance chez des individus qui jouissaient antérieurement d'une parfaite santé, qui n'avaient présenté aucune prédisposition héréditaire ou acquise, et, de plus, ils sont facilement modifiés par un traitement convenable ; ils disparaissent avec la cause première. Nous avons signalé plus haut l'heureuse influence des distractions, de la société, des promenades, du transfèrement dans une maison en commun.

Tout ce qui précède nous autorise donc à admettre cette proposition :

« *Fréquence plus grande, pour le régime cellulaire, des aliénations mentales.* »

Que si, avec les autorités les plus recommandables, on voulait admettre un rapport constant entre l'augmentation des folies et celle des suicides, on trouverait dans ce qui va suivre la confirmation la plus éclatante d'une pareille conclusion.

C'est en vain que l'on citerait les statistiques anglaises; d'abord les appréciations sont divergentes, puis le système cellulaire a subi chez nos voisins une foule de modifications; aujourd'hui, on considère la cellule comme un des éléments du *probation system* : arme à deux tranchants, elle est nuisible ou féconde suivant la main qui en dispose et suivant le caractère de l'homme auquel on l'applique. On y renferme pendant six mois, un an, le détenu que la société veut éloigner de son sein et confiner au delà des mers dans une colonie pénitentiaire.

On veut *mâter le convict* : on énerve le corps pour avoir plus facilement raison de l'esprit et de la volonté. C'est plus logique! Au surplus, nous n'admettons aucune comparaison possible entre ce qui se fait chez nous et ce que l'on peut observer chez d'autres peuples.

A notre avis, les questions pénitentiaires doivent être étudiées dans le pays même où doit se faire l'application, afin de tenir compte des habitudes, des mœurs, du caractère, de la manière d'être politique et sociale de ses habitants; ce sont là autant d'éléments particuliers de la question dont il faut tenir compte. Tous les arguments qui leur sont étrangers sont d'une minime valeur; les seuls réels, positifs, sont ceux tirés de l'étude de leur manifestation. *Suum cuique;* à chaque nation sa législation particulière.

CHAPITRE V

SUICIDES.

Abordons enfin cette question si délicate et si controversée des suicides.

Dans la première partie du rapport du 31 mai 1852, M. Guérard constate : « Que dans les deux années qui viennent de « s'écouler, on a eu à regretter la mort de douze détenus qui « se sont suicidés. »

Dans la deuxième, M. Paillard de Villeneuve s'exprime en ces termes : « Nous avons le regret d'annoncer que le nombre « des suicides s'est élevé à douze en deux ans, sur une popu- « lation flottante de 12,542 détenus. Ce chiffre est considé- « rable; il devait frapper notre attention et solliciter de notre « part une étude particulière. »

Ce langage prouvait que la commission avait été justement émue du chiffre des suicides; mais, dans un rapport supplémentaire, M. le docteur Lélut affirme que ce chiffre 1 sur 1,050 n'a rien d'exorbitant, et qu'il coïncide avec celui qu'il a assigné au département de la Seine, 1 sur 1,291.

Nous avons voulu étudier le rapport de ces chiffres avec celui des suicides qui ont lieu à Paris, mais nous nous sommes trouvés en présence d'appréciations trop diverses; car si Burrows porte la moyenne d'une année à 300, M. Quételet l'évalue à 350, et M. Lélut à 426.

Comme il ne faut pas qu'au paradoxe : La parole a été donnée à l'homme pour déguiser sa pensée, on puisse joindre celui-ci : La statistique a été inventée par le savant pour dénaturer les faits de l'observation, nous allons étudier la question sous un autre aspect, en prenant pour points de comparaison deux prisons en commun, l'une ancienne, l'autre moderne.

Nous trouvons là des éléments à peu de chose près identiques : même situation, Paris, sous les yeux de l'administration centrale : même population, hommes adultes nés à Paris ou y vivant depuis assez longtemps, en ayant pris les vices et les habitudes : même période de temps, 1850-1854, pour Mazas, la prison cellulaire modèle, et pour les Madelonnettes, la maison d'arrêt qui a profité des améliorations successives introduites dans le système en commun. Ces conditions doivent, ce nous semble, conduire à des résultats plus probants. Nous garantissons d'ailleurs l'authenticité des chiffres et nous tenons à la disposition des incrédules les tableaux et autres pièces à l'appui.

A la Vieille-Force, de 1840 à 1849, sur 37,397 détenus, 3 suicides et 4 tentatives, soit

1 suicide sur	12,465
1 tentative sur	9,000

Nota. De 1831 à 1840, il n'y avait eu aussi que 3 suicides et 3 tentatives.

A Mazas, de mai 1850 à mai 1852, sur 12,542 prisonniers, 12 suicides et 13 tentatives, soit

1 suicide sur	1,045
1 tentative sur	900

A Mazas, de mai 1852 à mai 1854, sur 12,726 détenus, 14 suicides et 30 tentatives, soit

1 suicide sur...............	909
1 tentative sur.............	424

En prenant la moyenne des quatre années depuis l'ouverture de la prison, on a, sur 25,268 prisonniers, 26 suicides et 43 tentatives, soit

1 suicide sur...............	971
1 tentative sur.............	765 (1)

Pendant cette même période, aux Madelonnettes on a eu à déplorer 1 suicide sur plus de 12,000 prisonniers, soit

1 suicide sur...............	12,000

et aucune tentative.

Ceci nous apprend que les suicides à Mazas ont été douze fois plus nombreux qu'ils ne l'avaient été à la Vieille-Force, qu'ils ne l'ont été aux Madelonnettes.

Par conséquent, l'augmentation constatée en 1852 n'est pas un fait exceptionnel; elle se trouve confirmée par une nouvelle expérience de deux années pendant lesquelles on a pris toutes les mesures humainement possibles pour éviter ces malheureux accidents.

Les partisans de la théorie de l'exception avaient invoqué à l'appui de leur opinion les deux circonstances suivantes:

1° En 1850, le chiffre des suicides de Mazas a été inférieur à celui des prisons en commun.

(1) Dans la prison cellulaire de Beaune (Côte-d'Or), depuis son installation en 1850, sur 1,707 détenus, il y a eu 3 suicides par strangulation, soit

1 sur...............	569

2° En 1843, le chiffre des suicides à la Vieille-Force s'était élevé à 1 sur 1,210.

Nous pourrions réfuter ces objections en disant qu'en bonne statistique il ne faut jamais prendre une année isolément et qu'on n'arrive à la vérité que par des moyennes déterminées sur une certaine période de temps; mais, comme nous avons d'autres bonnes raisons, nous allons les signaler.

On n'a constaté, il est vrai, à Mazas, en 1850, que 3 suicides ; mais la maison n'ayant été ouverte qu'à la fin de mai, ces 3 suicides ne représenteraient que la proportion de 3 sur 7/12 d'une année. Qu'est-ce qui prouve que les autres 5/12 n'auraient fourni aucun cas de mort accidentelle?

Pour ce qui concerne la Vieille-Force, il y a eu, en 1843, 2 suicides sur 3,632 détenus, ce qui donnerait une proportion de 1 sur 1,816, et non pas 1 sur 1,210, comme l'a écrit M. Lélut.

Mais, même en invoquant ce résultat : 1 sur 1,210 en 1843, peut-on raisonnablement négliger de dire que, pendant les années subséquentes 1844—45—46—47—48—49, il n'y a pas eu un seul suicide?

La moyenne de 10 ou de 20 ans, à la Force, n'a-t-elle pas offert la proportion bien différente de 1 sur 12,000?

Nous bornons là nos réflexions : nous avons comparé les prisonniers de la Force à ceux de Mazas parce que nous trouvions les mêmes éléments signalés par M. Lélut, d'hommes adultes, presque tous nés à Paris, ou du moins l'habitant depuis assez longtemps, en ayant pris les habitudes.

Toutefois, si notre parole pouvait avoir l'autorité de celle du savant académicien, nous ferions nos réserves sur ces aptitudes énoncées comme causes déterminantes de suicide.

Pour accomplir cet acte de suprême désespoir, il faut encore une dose d'énergie, une exaltation de la volonté, une fièvre de la pensée que l'on ne retrouve pas, en général, dans une âme dépravée. Les principaux mobiles du suicide sont : l'isolement, la misère succédant à l'aisance, la passion, la perte d'une position sociale, la perspective du déshonneur : la lâcheté est en raison directe de la dépravation, et le lâche n'a pas le courage de se donner la mort.

On nous a dit : « Le nombre des aliénés et des suicides « ayant depuis quelque temps augmenté dans toute la popula- « tion, rien d'étonnant qu'il soit aujourd'hui à Mazas plus « fort qu'il n'a été autrefois à la Force. »

En principe, le nombre des aliénations mentales, et partant des suicides, est en rapport avec l'état politique du pays : dans les moments de calamités et de discordes civiles, aux jours de troubles de la cité, aux époques de bouleversement social, l'imagination s'exalte, et l'exaltation conduit bientôt à la folie : « Plus le cerveau est excité, s'écrie Esquirol, plus la suscep- « tibilité est active, plus les besoins augmentent, plus les désirs « sont impérieux, plus les causes de chagrin se multiplient, « plus les aliénations mentales sont fréquentes, plus il doit y « avoir de suicides. »

Depuis un demi-siècle, le flux et le reflux révolutionnaire ont changé bien des positions sociales, et l'accroissement des suicides est réellement effrayant dans cette période. Mais les observations faites à la Force ont porté sur 25 ans, de 1825 à 1850 (3 suicides de 1825 à 1840, 3 de 1840 à 1850). Or, dans Paris, de 1817 à 1821, le terme moyen des suicides a été de 346 : en 1834, de 247 ; en 1849, de 303 ; en 1850, de 391. Ces différences ne sont-elles pas insignifiantes en présence de la conclusion à laquelle nous sommes arrivé, en établissant que les suicides à Mazas étaient aux suicides à la Force dans la proportion de 1 à 12?

Nous possédons les indications et les renseignements les plus précis sur tous les suicides et une grande partie des tentatives survenus à Mazas. En les consultant avec attention, ils nous ont fourni une preuve directe pour admettre que cette énorme quantité de morts volontaires est inhérente au système, ou du moins qu'elle en est une des conséquences les plus immédiates.

Voici quelques détails à ce sujet :

Sur les 26 suicidés, 21 étaient prévenus, 5 seulement condamnés.

25 fois la mort est survenue par suspension au moyen de courroies ou de cravates à la tringle de tirage de la fenêtre ou à son barreau, à la planche de la cellule, à l'anneau qui fixe le hamac, au bec de gaz, etc.

1 fois une cuillère de bois et une cravate ont suffi pour opérer la strangulation.

Parmi les tentatives, 2 prévenus voulaient s'empoisonner en fabricant du vert-de-gris par l'infusion de quelques sous dans de l'urine.

La nature des préventions et des condamnations, pour être diverse, ne présentait pas d'ordinaire une bien grande gravité.

Sur les 21 prévenus :

6 l'étaient pour vagabondage ou mendicité;
4 pour attentat à la pudeur;
8 pour vols (parmi ceux-ci deux de peu d'importance, 1 habit, 12 bûches);
3 pour coups, rébellion à la force publique, rupture de bans.

Des 5 condamnés :

2 l'étaient à 3 et 6 mois d'emprisonnement pour vol;
1 à 2 mois pour abus de confiance;
1 à un an pour rupture de ban;
1 aux travaux forcés à perpétuité pour vol qualifié.

L'enseignement qui découle de la durée du séjour me paraît devoir mériter une attention particulière.

14	fois le suicide a eu lieu dans les 8 premiers jours.	de 1 à 8
3	fois dans le premier mois	de 9 à 30
7	fois dans les deux mois	de 30 à 60
2	fois dans le cours du troisième mois	de 60 à 90

Pour ce qui est de l'âge :

3 avaient moins de 20 ans;
6 — de 20 à 40;
7 — de 40 à 50;
10 — de 50 et au delà.

Ces notions, qui nous ont semblé très-intéressantes, conduisent aux résultats suivants:

1° En général, les détenus qui se sont suicidés n'étaient pas de la catégorie de ces hommes pervers, perdus de dettes ou de crimes, misérables sans foi ni loi, ne possédant ni feu ni lieu.

2° La grande majorité était en prévention pour des délits qui les rendaient spécialement passibles de la police correctionnelle.

3° L'impression première de la solitude, de l'encellulement, a été si violente, que la pensée de la destruction est née instantanément avec une force extrême dans leur esprit. Deux d'entre eux avaient cessé de vivre le lendemain même de leur arrestation ; 14 sur 26 n'avaient pas dépassé la huitaine.

4° C'est dans la force de l'âge, chez les hommes qui ont déjà traversé la vie et ses péripéties, que cette passion est la plus énergique.

CHAPITRE VI

RÉPONSE AUX OBJECTIONS.

Parmi les objections adressées à nos conclusions, nous avons trouvé 1° celle qui consiste à invoquer « l'autorité d'un grand nombre d'inspecteurs, de délégués, d'économistes. »

Si nous nous inclinons toujours avec respect devant les hommes qui ont acquis une position élevée par leurs travaux et leurs talents, nous ne pouvons accepter purement et simplement leurs idées. Leur conviction nous est connue, leurs bonnes intentions sont aussi éclatantes que la lumière du jour; seulement leurs espérances ne se sont pas réalisées, et cet abîme qui sépare la théorie de l'application s'est ouvert inopinément sous leurs pas.

2° « Pendant qu'en France on détruit le système, on édifie « en Belgique, et l'emprisonnement cellulaire prend place « dans la législation du pays. »

Nous ne mettrons pas en doute la bonne foi de nos voisins; nous avons lu avec intérêt leurs publications récentes, rencontré sur la brèche des écrivains distingués, applaudi même à leurs tentatives; mais ils n'ont pas assez étudié le système dans la succession de toutes ses phases. Et devrons-nous abandonner nos doutes, nos scrupules, nos preuves, nos statistiques, parce qu'un texte de loi aura sanctionné à l'étranger la manière de voir des promoteurs de la cellule?

3° « Il est indigne de jeter pêle-mêle, dans une prison en « commun, un homme qui peut être innocent et un coupa- « ble ; un détenu politique et un voleur. »

Par le fait cette confusion n'existe pas.

Si l'on voulait se donner la peine de s'enquérir de ce qui se fait aux Madelonnettes, par exemple, on verrait qu'il existe d'abord trois grandes catégories:

Prévenus;

Condamnés ;

Politiques.

Il n'y a entre eux aucun rapport. Ils se promènent dans des cours séparées, couchent dans des dortoirs spéciaux. Les derniers, placés dans le corridor dit de faveur, ne sont astreints à aucun travail et sont traités avec tous les égards dus à des hommes qui, le plus souvent, n'ont agi, sans dépravation morale, que sous l'influence d'une erreur.

L'administration supérieure, en allégeant autant que possible leur peine, en multipliant autour d'eux les visites de leurs parents, les consolations de leurs amis, prouve à tous que si la main de la justice les a frappés, la clémence du souverain s'attache à améliorer leur condition.

Sans doute, dans une prison en commun, il faut beaucoup de tact de la part des chefs, un sentiment de justice à toute épreuve, de l'énergie, une volonté de fer; mais si, par hasard, ces qualités étaient difficiles à rencontrer dans un homme, ce ne serait pas encore un vice essentiel de l'institution. Tout ce qui tient à l'individu peut être modifié du jour au lendemain ; tout ce qui est inhérent au système est aussi vivace que les abus qu'il a pu engendrer.

4° Cherchons à démontrer que l'emprisonnement cellulaire renverse l'économie si sage, si prévoyante du Code pénal; qu'en s'appliquant d'une égale manière à un simple délit et à un crime atroce, il détruit cette belle gradation des peines, il engendre une confusion immorale entre le prévenu et le condamné.

Le système adopté par le gouvernement de Juillet avait en lui deux vices radicaux.

D'abord, l'ensemble manquait d'harmonie ; il a cru voir dans la cellule une panacée universelle, et il a multiplié les essais sans règle fixe, sans plan arrêté, et, nous devons le dire, sans circonspection.

Les distinctions si équitables de maisons d'arrêt, maisons de correction, maisons centrales, n'ont été que nominales, et souvent une même prison a reçu, comme à Mazas, des prévenus, des condamnés en police correctionnelle, des condamnés aux assises.

S'ils ne se voyaient pas les uns les autres, ils savaient parfaitement qu'ils étaient tous confondus, soumis au même régime, astreints aux mêmes obligations.

La satisfaction morale manquait au plus grand nombre, et les surveillants n'étaient pas en état d'entourer de quelques égards, de quelques attentions, ceux que la main de la justice n'avait pas encore frappés.

Puis, au lieu de prendre pour ces essais des criminels, des gens endurcis et pervers, on a plus particulièrement appliqué l'encellulement à des prévenus. Dans le but louable de les éloigner du contact des malfaiteurs, on leur a fait affronter les dangers de l'aliénation mentale.

Qu'il nous soit permis d'appeler ici l'attention de l'autorité supérieure sur l'excessive longueur des préventions. On invoquera en vain les besoins du service, le nombre limité des juges, les exigences des procédures.

Un intérêt d'économie prescrit d'abréger ce temps le plus possible.

L'intérêt social s'oppose à ce qu'on le prolonge d'un seul jour.

Dernièrement, un magistrat proposait de réduire les frais de justice criminelle de plusieurs centaines de mille francs, en modifiant le mode des instructions préliminaires et des détentions préventives. Sans être à même d'apprécier l'importance de la somme, nous voyons tous les jours la possibilité de diminuer ces dernières. Un mendiant est arrêté une première fois dans la rue pour vagabondage, il est envoyé au dépôt de la Préfecture, et de là, vingt-quatre, trente heures après, dirigé sur une maison d'arrêt ; au bout de sept, huit, quinze jours, il est traduit en police correctionnelle et condamné à un mois de prison.

Nous le demandons hardiment : En pareille circonstance, ne doit-on pas faire juger dans les trois jours ce vagabond ? Et, par ce moyen, l'administration n'aurait-elle pas huit à dix journées de prison de moins à payer ?

L'intérêt de la société n'admet pas ces longues préventions de six, huit, dix et douze mois. Il est des affaires compliquées (bandes de voleurs, associations, faux monnayeurs, crimes à ramifications lointaines), où le juge n'a pas tout d'abord devant soi les éléments du procès ; mais sa perspicacité peut, jusqu'à un certain point, suppléer au défaut de preuves, et cela lui impose l'obligation d'apporter, dans ces cas, une activité bien plus grande : celui qui souffre et s'étiole ne peut-il pas être innocent ?

En 1852, nous avons suivi l'affaire dite des baccalauréats. Huit à dix jeunes gens appartenant à des familles honorables avaient commis une faute, subi des examens pour des camarades ou des gens qu'ils ne connaissaient pas, les uns par bonté d'âme, les autres par intérêt.

La justice devait à bon droit sévir contre les coupables ; mais était-il équitable de les exposer préventivement pendant six, sept et même huit mois aux rigueurs du système cellulaire de Mazas ?

Le Code d'instruction criminelle porte que, dans les vingt-quatre heures, l'individu doit comparaître devant le juge d'instruction.

Cette obligation, imposée par la loi, n'est-elle pas quelquefois enfreinte?

En thèse générale, à la différente nature de délits et de crimes doit correspondre une gradation diverse de peines.

La division en : Maisons d'arrêt,
Maisons de correction,
Maisons centrales,
Bagnes ou déportation,
est éminemment philosophique. Si, pour toutes, on doit empêcher l'évasion, prévenir la corruption, dans les trois dernières, il faut en outre combattre les récidives par l'empire des habitudes morales, et rechercher les moyens de discipline dans le temps et la volonté humaine.

L'expérience prouvant que la population d'une même

prison ne peut être soumise au même régime, il sera nécessaire d'établir des distinctions, non plus seulement selon la nature des délits, mais encore selon les aptitudes psychologiques.

Nous serions très-heureux de voir appliquer à ce sujet la classification exposée d'une manière si lumineuse par M. Ferrus.

Il admet :

1° Des pervers intelligents, chez qui toutes les fautes sont réfléchies, préméditées ;

2° Des vicieux bornés qui se livrent au mal par manque de discernement, par indifférence pour le bien ;

3° Des ineptes ayant subi diverses condamnations sans les comprendre.

A chacune de ces catégories est réservée une peine diverse : système pensylvanien rigoureux ; discipline d'Auburn ; emprisonnement collectif.

Cette classification ne détruit pas pour lui la prédominance que la criminalité légale doit conserver avant tout.

Il nous semble que le savant académicien est sur le véritable terrain des principes. Sa manière de voir peut être modifiée, perfectionnée ; mais on doit reconnaître comme vérités fondamentales :

1° Que la criminalité matérielle ne correspond pas toujours à la criminalité morale ;

2° Que la diversité dans les peines est en harmonie avec l'esprit de la législation, le bon sens, la nature intime de l'homme ;

3° Que l'espérance est l'élément moralisateur par excellence.

Ceci doit amener le gouvernement à augmenter l'autorité de l'administration pénitentiaire, à relever ce véritable sacerdoce : juste, forte, énergique, puissante, elle sera respectée, obéie ; sensible, intelligente, elle amènera l'amendement, la moralisation. L'arbitraire sera facilement prévenu par l'introduction d'un registre où le prisonnier, à l'exemple du *convict* anglais, déposera ses plaintes, certain qu'elles arriveront par l'intermédiaire des inspecteurs à l'autorité supérieure, apparaissant comme le *deus ex machinâ* dans les moments suprêmes.

Le système pénitentiaire anglais, connu depuis 1847 sous la dénomination de *probation system*, nous paraît mieux coordonné dans son ensemble. Si les résultats obtenus par l'encellulement sont diversement appréciés (les uns en vantent l'utilité d'une manière absolue et permanente, les autres ne lui accordent qu'une efficacité temporaire), il n'en constitue pas moins un des éléments essentiels de la répression.

Dès que la justice a frappé le coupable, il est confié à la surveillance de l'administration, qui exerce sur lui une autorité souveraine.

La cellule le reçoit pendant une période de six mois à un an, puis, selon le degré de l'amendement, il est dirigé sur les pontons de Woolwich, envoyé aux travaux publics de Portland, embarqué pour les colonies du cap de Bonne-Espérance ou de Van Diémen.

Ces gradations répondent parfaitement aux exigences requises; autant que faire se peut, elles préviennent l'évasion, empêchent la corruption, développent l'amélioration morale.

L'espérance soutient toujours le condamné, car il sait

qu'il possède en lui les moyens d'alléger les rigueurs du châtiment. A Pentonville, à Portland ou en Australie, il aperçoit sans cesse une relation intime entre l'amendement et son bien-être, entre la mauvaise conduite et les épreuves terribles de la détention.

Sans doute, le *probation system* réclame encore de sages modifications; mais son harmonie est chose très-appréciable, et nous appelons sur les principes qui le constituent toute l'attention de nos législateurs. Ils trouveront, dans leur sagesse et leur patriotisme, la possibilité de les adapter à notre tempérament, à notre manière d'être politique et sociale.

L'essentiel, c'est d'avoir, avant tout, un plan harmonique parfaitement coordonné, une gradation de peines en rapport avec les catégories de la législation. Quel que soit le système que l'on adopte, à côté de la punition il faut laisser une porte ouverte pour l'amendement; car, au milieu même des tortures physiques et morales, l'espérance seule est capable de relever à ses propres yeux et aux yeux de la société l'*être fragile créé à l'image de Dieu !*

CHAPITRE VII

DE LA FOLIE PÉNITENTIAIRE.

Le mémoire de M. Sauze porte pour titre : *Recherches sur la folie pénitentiaire.* Après avoir constaté les dissidences des auteurs sur la question de la folie pénitentiaire, notre savant confrère présente le contingent de son observation personnelle. Pendant deux ans il a recueilli des faits dans la prison cellulaire de Marseille, et comme il est en même temps médecin de l'asile d'aliénés de cette ville, il a pu suivre les prisonniers jusqu'à la fin du traitement, ce qui est une excellente condition d'études.

Une première déclaration dont nous prenons acte est la suivante :

« Je n'ai pas l'intention de prendre la défense du système « cellulaire : mon seul but est de déterminer la véritable ori- « gine des cas de folie qu'on observe dans les prisons. »

Plus bas il s'exprime en termes non moins modestes :

« Je n'ai pas la prétention de tirer de cette statistique, aussi « incomplète et aussi peu certaine, et qui ne s'appuie d'ail- « leurs que sur une expérience de deux années, des conclusions « solides et méritant d'être prises en sérieuse considération. Je « n'ai voulu établir que des rapprochements, des comparai- « sons, etc. »

Ceci bien posé, passons aux faits.

Sur 2,400 détenus, M. Sauze a trouvé 15 cas d'aliénation mentale, et 29 cas d'imbécillité à divers degrés, accompagnée de déformation du crâne, c'est-à-dire 44 individus présentant des signes divers de désordre intellectuel, soit 1 sur 54.

Voilà la statistique en bloc ; mais en analysant, en tenant compte des conditions antérieures, il met d'abord de côté les 29 cas d'imbécillité, puis, sur les 15 autres cas, il trouve que 3 seulement se sont déclarés dans la prison (3ᵉ, 11ᵉ, 12ᵉ faits) ; ce qui réduit la proportion à 1 pour 800, proportion peu élevée, car, dans la vie libre, M. Lélut admet un aliéné sur 500, et M. Ferrus un sur 1,830.

Pour le 12ᵉ fait (Partacada), ajoute notre collègue, l'affection mentale doit être rattachée à une cause incidente, tout à fait en dehors de l'influence de l'emprisonnement. Pour les 2 autres (Ascheri et Velu), il existait des causes prédisposantes, nombreuses, agissant depuis de longues années; et je suis persuadé que l'habitation dans la cellule a été de toutes, sans contredit, la moins puissante. Peut-être même y a-t-il eu plutôt une simple coïncidence qu'un rapport de cause à effets entre la prison et ces deux affections mentales.

Après avoir pondéré attentivement toutes les circonstances, nous pensons qu'il faut tout simplement enregistrer ces faits au nombre des cas bien et dûment nés dans la prison, sous l'influence du système cellulaire.

3ᵉ observation. — Velu, — 48 ans ; mendiant, vagabond, écroué le 29 septembre 1854. — Santé physique affaiblie ; — intelligence obtuse ; — tête petite, — front étroit, déprimé.

Vers le milieu de janvier, il se manifeste des désordres de la raison, des hallucinations de la vue; en février, il survient de l'agitation, de l'insomnie, des hallucinations de l'ouïe.

Le 22 février on demande son transférement à Saint-Pierre, et au bout de quelques jours d'un régime analeptique, la raison, le calme et la lucidité reviennent complétement.

M. Sauze pense que dans ce cas de folie, né dans la prison, l'influence de la cellule a été de toutes les causes la moins puissante pour déterminer l'explosion de la monomanie sensoriale, et il l'attribue volontiers à la misère, à la mauvaise alimentation.

Malgré cette étiologie, notre intelligent confrère ne se dissimule pas l'importance du fait. Pour nous il est très-significatif; les conditions énoncées de misère, de mauvaise alimentation, existaient à l'entrée de Velu dans la prison, et cependant les premiers symptômes ne se manifestent que quatre mois après; de plus, la progression du mal est continue, sensible. — La circonstance de la prompte guérison est très-probante, c'est presque le *Sublatâ causâ, tollitur effectus*. Il n'est pas opportun de rechercher ce qui serait arrivé dans un autre établissement. En résumé, un individu misérable, imbécile, entre dans la cellule et peu à peu il y devient fou. Dès qu'il est transféré à l'hospice de Saint-Pierre, il guérit presque immédiatement.

8ᵉ observation. — Un nommé Galas, jouissant d'une parfaite santé le jour d'entrée (29 mars), est pris d'un accès de manie furieuse le 11 mai; un traitement approprié amène la guérison.

M. Sauze rattache ce délire à l'épilepsie, parce qu'il a rencontré des symptômes ayant de l'analogie avec cette affection; mais pour nous ce cas est au moins douteux.

11ᵉ observation. — Ascheri, — 43 ans, — écroué le 3 août 1855; triste, indolent, hébété, il n'avait jamais donné le moindre signe d'aliénation. — Les premiers jours de septembre il survient de l'inappétence, de la céphalalgie ; le 20, le dérangement des facultés intellectuelles est manifeste. Ascheri craint que sa soupe ne soit empoisonnée, il a de l'insomnie, de l'agitation. — 27 septembre, transfèrement. — Cet homme, prédisposé par des habitudes d'ivrognerie et un faible degré d'intelligence, était préoccupé de l'idée de quitter Marseille. — C'est à ces causes que l'on attribue l'affection mentale née dans la prison.

Ces causes sont prédisposantes, nous le voulons bien, mais elles ont été insuffisantes pour la manifestation des accidents ci-dessus énoncés, puisque ceux-ci ne se sont produits qu'après plusieurs jours de solitude dans la cellule.

12e observation. — Partacada, 25 ans, écroué le 21 juillet 1855. En septembre, on observe de l'inappétence, des hallucinations de l'ouïe; puis l'insomnie et l'agitation ; il est transféré en octobre.

Cette folie paraît bien être née dans la prison, et sans antécédents ; mais M. Sauze en trouve la cause efficiente dans un interrogatoire du commissaire central : le détenu croit à une nouvelle instruction, et il se trouble, il devient fou. Notre collègue, en attribuant cette folie à une cause indépendante de l'emprisonnement, ne s'abuse-t-il pas ? Pourquoi attacher une si grande importance à une chose aussi simple? Pourquoi la crainte d'une instruction nouvelle aurait-elle agi plus fortement que la certitude d'une première condamnation ? Prenons les choses telles qu'elles sont, et constatons qu'un individu sain d'esprit et de corps devient fou après trois mois de séjour dans la cellule, et que la guérison suit de près son transfèrement à l'asile.

On parle d'insuffisance d'alimentation ; ceci est très-regrettable ; toutefois cette cause n'est pas très-active, puisque sur 2,400 individus il n'y a que 3 aliénés. D'ailleurs, il est impossible d'invoquer pour Paris un pareil argument.

La ration ordinaire du prisonnier est sagement réglée (1) ; si elle ne suffit pas, indépendamment des 20 centimes en moyenne qu'il se procure par son travail, il peut être admis aux vivres d'infirmerie (2) : et si son tempérament exige une nourriture plus abondante, nous avons la faculté d'accorder le pain de supplément.

Transcrivons maintenant les conclusions du mémoire de M. Sauze, en résumant entre parenthèses notre opinion :

1° *Les causes de la folie pénitentiaire sont, en général, indépendantes de l'emprisonnement, quel que soit le système suivi.* (D'après les développements que nous avons donnés plus haut, nous considérons cette proposition comme trop absolue.)

2° *L'aliénation mentale est le plus souvent antérieure à l'entrée dans la prison et même au jugement.* (Cette observation est très-juste, elle est confirmée du reste par toutes les recherches faites sur ce sujet.)

3° *Quand elle se développe dans la prison, elle est même alors le résultat de causes quelquefois étrangères à l'empri-*

(1) Pain bis blanc 750 grammes par jour ; dimanche et jeudi, le matin 1/2 litre de bouillon gras, le soir 125 grammes viande de bœuf cuite, désossée et de bonne qualité.

Les autres jours de la semaine, le matin 1/2 litre de bouillon composé de légumes secs et verts, beurre ou graisse ; le soir 1/3 de litre de légumes secs, pommes de terre ou riz fricassé.

(2) Déjeuner, 1/2 litre de bouillon fait avec 375 grammes de viande crue, 75 grammes de légumes verts, 1/2 gramme de sel.

Le soir, 187 gr. 1/2 de viande cuite et désossée, 750 grammes pain blanc, un double décilitre de vin.

sonnement. (Il faut, de toute nécessité, tenir compte des circonstances extérieures, mais il ne faut pas toujours leur accorder une action prépondérante.)

4° *Les causes les plus nombreuses de la folie pénitentiaire sont inhérentes au prisonnier et non à la prison.*

(Il est certain que le tempérament, l'idiosyncrasie de l'individu, jouent un grand rôle dans la production de la folie; toutefois, en étudiant la question, l'on doit se demander si en dehors de ces dispositions natives, dans des conditions différentes d'emprisonnement, ces symptômes se seraient manifestés.)

5° *Les cas de folie qui se déclarent dans la prison ne sont pas dus à l'influence seule de l'incarcération ; ils reconnaissent diverses causes de débilitation générale, et surtout l'insuffisance du régime alimentaire.*

(Nous accordons une large part à l'incarcération elle-même, et une part très-minime au régime alimentaire.)

Somme toute, nous ne contestons que ce qu'il y a de trop absolu dans la manière dont notre collègue formule sa pensée ; nous prenons les faits tels que nous les présente l'observation, et dans l'impossibilité de pondérer exactement l'influence des causes prédisposantes et celle des causes occasionnelles, nous donnons à ces dernières plus d'importance que ne leur accorde l'auteur du mémoire.

L'exposition de quelques-unes de nos observations particulières complétera, nous l'espérons du moins, notre pensée.

Nous avons établi qu'il y avait eu à Mazas, en 2 ans, de l'aveu même de M. Lélut, 9 cas d'aliénation mentale bien constatés, tandis qu'aux Madelonnettes, la folie était toujours antérieure au moment d'entrée.

Les chiffres recueillis dans cette prison, de 1852 à 1856, donnent :

	Population.	Individus transférés à Bicêtre.	
1852........	2,467	7	
1853........	2,318	7	
1854........	1,930	2	
1855........	1,890	20	
1856........	2,446	19	
	11,051	55	soit 1 sur 200.

Voici les traits principaux de la plupart d'entre eux.

1° 4 octobre 1853. — Dor.... Henry. — Tendance à l'imbécillité. — Prodromes de paralysie.

2° 5 octobre 1853. — Bœ... Auguste, 25 ans. — Paralysie progressive. Imbécillité.

3° 10 octobre 1853. — Bl... Eugène, 36 ans. — Imbécillité complète.

4° 12 mai 1853. — Maj... Henry. — Insubordination continue (venant de Mazas).

5° 13 mai 1853. — Goj... 26 ans. Homme de peine. — Aliénation mentale caractérisée par une gesticulation continuelle (venant de Mazas).

6° 28 septembre 1854. — Guil.... Étienne, serrurier, 30 ans. — Affaiblissement général des actes de la vie organique, se dit poursuivi et gêné par des fluides de nature acide qui lui traversent le corps et lui font éprouver une odeur insupportable.

7° 27 novembre 1854. — Chab... Jean, 43 ans. — Aliénation mentale caractérisée.

8° 5 janvier 1855. — Gué... Jean-Baptiste, 36 ans. — Démence.

9° 14 février 1855. — E... Paul. — Imbécillité.

10° 26 mars 1855. — Haw... Adolphe, 46 ans. — Signes non équivoques d'aliénation mentale.

11° 31 mars 1855. — Cail.... Pierre, 47 ans. — Trouble des facultés intellectuelles.

12° 31 mars 1855. — Car... Jean-Baptiste, 33 ans. — Folie (dépression, affaissement).

13° 10 avril 1855. — Th... Jean-François, 24 ans, chimiste. — Exaltation. Idée fixe.

14° 1er mai 1855. — Schal... Jean, 40 ans. — Sentiment continuel de froid. Loquacité.

15° 1er mai 1855. — Pas.... Achille, 19 ans. — Crétinisme.

16° 1er mai 1855. — Lub... Dominique, 53 ans, berger. — Incohérence d'idées, passe ses journées à lire tout haut sur un papier blanc.

17° 12 mai 1855. — Ga... Antoine, 68 ans. — Sourd. — Imbécile. — Paralytique.

18° — 6 juin 1855. — Lec... Eugène, 48 ans. — Avocat. — Aliénation mentale. Récidive.

19° 14 juin 1855. — Fos... Antoine, 51 ans. — Exaltation. Séjour antérieur à Bicêtre.

20° 21 juillet 1855. — Lac... Nicolas, 42 ans. — Mouvements désordonnés. Agitation constante.

21° 3 août 1855. — Delp... Alphonse, 44 ans. — Divagation générale (venant de Mazas).

22° 12 septembre 1855. — Feu... Félix, 25 ans. — Désir immodéré de liberté. — Commencement de folie.

23° 10 octobre 1855. — Cout... Bernard, 29 ans. — Hypocondrie.

24° 4 novembre 1855. — Rich... Waus..., 41 ans, marchand de vin. — Congestions cérébrales habituelles. Triste. Morose. Tentative de suicide.

25° 8 novembre 1855. — Jul... Roch. 23 ans. — Déraisonne complétement. (Aliénation antérieure.)

26° 17 novembre 1855. — Dart... Jean-Charles, 32 ans. — Exaltation. Voies de fait.

27° 18 novembre 1855. — Papil... Henri, 29 ans. — Imbécillité.

28° 3 janvier 1856. — Val... Camille, 27 ans. — Tentative de suicide. Assassinat sur sa maîtresse. Folie déclarée. Bicêtre.

29° 11 février 1856. — Go... Pierre. — Accès épileptiformes graves. Séjour antérieur à Bicêtre.

30° 19 février 1856. — Hard... François. — Actes de violence.

31° 23 mars 1856. — Gr... Antoine, 39 ans. — Aliénation à forme lypémaniaque.

32° 10 avril 1856. — Maj... Jean-Baptiste, 23 ans. — Agitation continuelle. Menaces.

33° 26 avril 1856. — L... Charles, 58 ans. — Aberration. Loquacité.

34° 11 mai 1856. — Cha... Louis, 16 ans. — Divagation (venant de Mazas).

35° 11 mai 1856. — Mar.... Baptiste, 40 ans. — Épileptique. Insubordination.

36° 22 mai 1856. — Coch... Pierre, 25 ans. — Incertitude d'idées.

37° 2 juin 1856. — Soul... Dominique. — Déraisonne. Aliénation antérieure.

38° 8 juin 1856. — Pet. . Louis. — Tendance au vol. Inquiétude.

39° 23 juin 1856. — Humb... Ernest, 16 ans. — Tendance au suicide (venant de Mazas).

40° 1er juillet 1856. — Fau... Louis, 34 ans. — Tristesse. Refus de prendre des aliments.

41° 2 août 1856. — Mus... Joseph, 50 ans. — Vagabondage. Agitation. Menaces.

42° 8 août 1856. — Gra... François. — Idiotisme bien caractérisé.

43° — 1856. — Dav... Léon, 33 ans, architecte. — Incertitude de réponses.

44° 22 septembre 1856. — Aub... Christophe, 30 ans. — Manie furieuse (venant de Mazas, traité à Bicêtre).

45° 9 octobre 1856. — Bal... Prosper, 64 ans, ancien militaire. — Blessure à la tête. Absences.

46° 8 novembre 1856. — Sou... Siméon, 53 ans. — Exaltation des idées. Mobilité dans les paroles.

Comme on le voit, dans tous les cas, le dérangement des facultés intellectuelles est antérieur à l'entrée : Cinq d'entre eux sont notés comme venant de Mazas. Nous allons donner quelques détails sur plusieurs cas particuliers.

Le premier s'est développé aux Madelonnettes dans des circonstances très-curieuses :

En juillet 1856, le nommé Fau... Louis, âgé de 34 ans, cordonnier, est condamné à un mois de prison et à quelques centaines de francs d'amende. Il paraît tellement impressionné de ce résultat qu'il devient triste et morose; bientôt il refuse de prendre des aliments, et quoi que nous puissions faire, il persiste dans son idée. — L'affaissement le plus complet ne tarde pas à se manifester ; nous demandons son transfèrement à l'Hôtel-Dieu. — Il passe plusieurs semaines dans le service de M. Rostan, et grâce surtout aux soins assidus et aux conseils bienveillants des bonnes sœurs de charité, il rentre dans un état normal. A la fin de septembre, M. le Préfet de police le fait réintégrer aux Madelonnettes, mais dès son arrivée dans les salles de l'infirmerie, il déclare ne pas vouloir rester, et il prend de nouveau la résolution de n'accepter aucun aliment et de se laisser mourir. Au bout de quelques jours, voyant la vie s'éteindre peu à peu, et n'ayant pas à notre disposition les moyens nécessaires pour combattre cette singulière aberration de l'esprit, nous le faisons évacuer sur une maison de santé.

Le nommé B... Matthieu, cocher, d'une constitution athlétique, prévenu de vol qualifié, est écroué à Mazas; après plusieurs semaines de séjour, son imagination s'exalte, la pensée de suicide le poursuit, et un matin les surveillants le trouvent suspendu, moyennant son drap de lit, aux barreaux de la fenêtre : après de longs efforts et des soins intelligents, il est rappelé à la vie et transféré aux Madelonnettes. Dès cet instant, la gaieté et l'insouciance reviennent, nous le laissons en liberté dans la cour, et la guérison est complète lorsqu'il quitte, le 25 novembre, la prison pour descendre à la Conciergerie.

Nat... Justin, âgé de 40 ans, entre à l'infirmerie le 15 novembre. Arrêté pour fabrication de fausse monnaie, il avait tenté de se suicider au poste, et il portait à la partie latérale droite du cervical une large solution de continuité. Tout en pansant sa blessure, nous cherchons à faire revenir le calme dans son esprit. Le 18 janvier, il comparaît devant le juge d'instruction qui le dirige sur Mazas; à peine est-il entré dans la cellule qu'il met fin à ses jours avec un petit couteau soustrait à la vigilance de ses gardiens.

Ces deux faits sont très-significatifs, mais en voici un troisième plus instructif encore :

En 1850, le nommé Al... Jules, âgé de 29 ans, ouvrier en pianos, né de parents honorables, possédant de l'instruction, éprouve, après deux semaines de séjour à Mazas, un certain trouble des facultés intellectuelles. Médecin adjoint de la prison à cette époque, nous nous empressons de prévenir notre savant maître, le docteur Jacquemin ; un examen attentif ne nous permet pas de nous prononcer sur l'existence d'une folie caractérisée. Al... avait voulu se suicider, et à cet effet il s'était lancé la tête en avant contre l'angle de la cellule, mais dans une lettre qu'il écrivait la veille à sa maîtresse nous avions trouvé la phrase suivante : « *Demain, quand tu recevras la présente, je ne serai plus.* » Nous ne pouvions concilier aisément l'état de folie avec cette idée bien arrêtée de suicide. Toutefois, de jour en jour, les idées de notre détenu se confondent, il maigrit, parle souvent les yeux fermés, se promène à grands pas dans la cellule double où il est renfermé, résiste à toutes les épreuves tentées à toute heure sur sa personne, pour constater la simulation ; la perversion la plus effroyable du goût se manifeste ; nous demandons son transfèrement.

Le 17 juillet 1852, Al... est de nouveau écroué à Mazas, mais la tristesse, l'insomnie, ne tardent pas à paraître. — Ses idées n'ont plus de suite, il ne se préoccupe plus des questions qu'on lui adresse, ses yeux sont injectés, ses pupilles contractées. — Le 9 septembre, il est renvoyé à Bicêtre sur la demande de notre ami et collègue, le docteur Bisson.

Le 30 novembre 1854, nous avons reçu à l'infirmerie ce malheureux ouvrier convalescent d'une fièvre typhoïde traitée à l'Hôtel-Dieu. Al... était prévenu du vol, dans un café, d'une cravate de soie et d'un livre illustré. Il n'avait pas encore été conduit devant ses juges, et pendant ces quatre années il avait été successivement transporté de Mazas à Bicêtre, de Bicêtre à l'Hôtel-Dieu, de l'Hôtel-Dieu aux Madelonnettes !

Quoique très-succinctes, ces observations peuvent se passer de commentaires; elles sont de nature à bien fixer les opinions sur la question qui nous occupe ; elles nous donnent le droit de la résoudre affirmativement, elles nous permettent enfin de nous résumer dans ces deux lignes :

Il faut, de toute nécessité, admettre une fréquence plus grande d'aliénations mentales dans les prisons soumises au régime cellulaire.

FIN.

TABLE DES MATIÈRES.

Corbeil, typogr. et stér. de Crété

www.ingramcontent.com/pod-product-compliance
Lightning Source LLC
LaVergne TN
LVHW021523140926
848035LV00047B/1167